Pour une fin de vie digne

Plaidoyer pour le développement des soins palliatifs en République du Congo

Jean Bernard NKOUA-MBON

Pour une fin de vie digne

Plaidoyer pour le développement des soins palliatifs en République du Congo

Préface du Professeur Irène Marie Cécile Mboukou-Kimbatsa Goma

Avant-propos d'Abel Owassa

JAMA

L'Harmattan

Du même auteur

- *Le carabin, l'oncologue*, Récit, L »Harmattan, Paris, 2023, 396p. ;
- *Le parcours d'un enfant de Poto-Poto*, Récit, L'Harmattan, Paris, 2023, 278p. ;
- *Le Covid-19 et moi, Le combat d'un médecin contre le coronavirus à Brazzaville*, L'Harmattan, Paris, 2024, 140p.

5/7, rue de l'École-Polytechnique 75005 Paris
http://www.librairieharmattan.com
ISBN : 978-2-336-59691-4
EAN : 9782336596914

Dédicaces

À la mémoire du Professeur Charles Gombé-Mbalawa, Premier Chef de Service de Carcinologie médicale du CHU de Brazzaville, et au Professeur Jean Klastersky, ancien Chef de Service de Médecine interne, à l'Institut Jules Bordet, Centre des tumeurs de l'Université libre de Bruxelles.

À vous deux, maitres exigeants et bienveillants, je rends ici un hommage empreint de gratitude, de respect et d'émotion.

Vous m'avez enseigné bien davantage que la science médicale. Sous votre égide, j'ai appris à démêler les complexités du corps et de l'âme, à affronter la maladie avec lucidité et courage, à ne jamais reculer devant les défis les plus obscurs que le cancer impose, et à faire de la rigueur intellectuelle une boussole intransigeante.

Vous m'avez surtout transmis une foi profonde dans le pouvoir du savoir, et ce sens aigu de l'humanité sans lequel toute médecine s'égare : l'empathie vraie, humble, tenace, pour chaque patient.

Vous avez éveillé en moi le refus obstiné du renoncement, et l'amour d'un métier qui ne s'improvise pas, mais se vit, chaque jour, avec conscience.

Vous m'avez initié aux fondements de la recherche en oncologie, et, peut- être plus encore, vous m'avez enseigné qu'on ne soigne bien qu'avec l'intelligence du cœur.

Votre empreinte est indélébile dans mon parcours, et votre héritage continue de m'accompagner, silencieux mais lumineux.

Merci de tout cœur.

Je tiens aussi à remercier tous mes collègues, compagnons de route dans cette lutte quotidienne, et tous mes élèves qui, malgré la dureté des conditions de travail, assument leur tâche avec courage, souvent dans la douleur, parfois dans le dénuement. Enfin, je garde une pensée silencieuse et émue pour tous ces malades que nous avons accompagnés, et pour ceux envers qui, faute de morphine, nous n'avons pas toujours su, ou pu apaiser la douleur. Pardonnez- nous.

Remerciements

- À monsieur **Kevin Hary Nkoua-Mbon**

  Je ne compte plus le nombre de jours que tu me consacres chaque fois que je te confie un manuscrit pour ta contribution. Merci mon fils pour ce soutien indéfectible

- **Au colonel-Major Rémy Ayayos Ickounga**

  Mon très cher frère, féru de lecture, un vrai homme parmi les hommes. Ta disponibilité, ton empathie et ton assistance aux autres ne sont plus à révéler. Je te remercie très cher frère pour le regard que tu as toujours porté à ma modeste personne. Ce livre est aussi le tien.

- À tous ceux qui de près ou de loin m'ont assisté dans l'aboutissement de cette œuvre

Préface

Il est des combats qui honorent l'humanité. Celui que mène depuis des décennies le Professeur Jean-Bernard Nkoua-Mbon, en faveur des malades atteints de cancer et des personnes en fin de vie, fait partie de ces luttes silencieuses, où la dignité humaine se confronte chaque jour à la souffrance, à la pauvreté et à l'oubli.

Au Congo, comme dans beaucoup de pays africains, les soins palliatifs demeurent encore une réalité inachevée. Souvent, nos malades meurent dans la douleur, la solitude et dans des conditions qui heurtent notre conscience. Pourtant, soulager la douleur, apaiser la peur, accompagner la vie jusqu'à son terme naturel, n'est-elle pas la plus belle expression de la fraternité humaine ?

Ce plaidoyer, que nous livre le Professeur Jean-Bernard Nkoua-Mbon, est un cri du cœur. Il est une exigence morale, un appel à la responsabilité citoyenne et politique. Il nous invite à dépasser l'indifférence, à reconnaitre dans chaque malade, en fin de vie, un être humain qui mérite de l'attention, du respect, de la tendresse et de l'accompagnement dans la dignité.

Le moment est venu pour que notre pays puisse franchir une étape historique, en se dotant d'une politique nationale des soins palliatifs. Une loi devrait être votée. Elle garantirait à chaque citoyen le droit d'être accompagné, soulagé, entouré et respecté jusqu'à son dernier souffle. La dignité ne se négocie pas ; elle se protège, s'organise et se légifère.

Au-delà du cadre médical, ce plaidoyer nous appelle à redonner du sens à la solidarité, à réhabiliter la compassion comme valeur humaine et à replacer l'homme au centre de nos priorités publiques.

Je salue le courage, la constance et la profondeur du regard du Professeur Jean-Bernard Nkoua-Mbon. Son œuvre témoigne d'une vie consacrée à servir la science, la santé et la dignité humaine. Que l'appel de ce spécialiste de la cancérologie intégrative, trouve enfin l'écho qu'il mérite, au parlement comme dans nos consciences.

Puissions-nous, ensemble bâtir un Congo plus juste, plus humain où la fin de vie ne sera plus synonyme d'abandon, mais d'amour, de respect et de solidarité.

Professeur Irène Marie Cécile Mboukou-Kimbatsa Goma

Ministre des Affaires sociales, de la Solidarité et de l'Action humanitaire de République du Congo

Avant-propos

La santé est un droit fondamental, inscrit dans nos textes et reconnu par les instances internationales. Pourtant, lorsqu'il s'agit de la fin de vie, ce droit est trop souvent négligé, faute de dispositif approprié, de formation, ou tout simplement de reconnaissance du besoin.

Ce livre m'a touché parce qu'il nomme cette souffrance invisible, parce qu'il ne se contente pas de constater : il propose, il interpelle, il engage.

Le présent ouvrage apporte une réflexion capitale sur une dimension de notre système de santé encore trop peu explorée : celle des soins palliatifs. Dans un contexte marqué par de nombreuses pathologies chroniques, des cancers en augmentation et des maladies en phase terminale mal prises en charge, il est plus que temps de repenser notre approche.

Le développement des soins palliatifs en République du Congo n'est pas seulement un défi médical. C'est une grande cause nationale. Il s'agit d'une exigence éthique et sociale qui interpelle notre conscience collective, parce qu'elle touche à l'essentiel, à la dignité de la personne humaine jusqu'à son dernier souffle.

Dans un monde où la médecine triomphante est souvent perçue à travers la guérison et la technologie, les soins palliatifs rappellent le cœur même de notre engagement : soigner, c'est aussi accompagner. C'est offrir à chaque patient, même lorsque la guérison n'est plus possible, la présence, la tendresse et le soulagement. C'est reconnaitre que la vie conserve toute sa valeur, même fragilisée, même au seuil de la mort.

Au Congo, cette ambition prend une résonnance particulière. Nos hôpitaux, nos familles, nos traditions nous enseignent que la solidarité et la compassion sont au cœur de notre humanité. Développer les soins palliatifs, c'est renouer avec cette tradition du « prendre soin » qui a toujours fait la force de notre peuple. C'est aussi une manière d'honorer nos anciens, d'accompagner nos malades, de soutenir nos soignants, et d'humaniser notre système de santé. Mais cette ambition ne peut se réaliser sans un cadre structuré et une volonté politique claire.

Le Congo doit se doter d'un plan national de développement des soins palliatifs, incluant la formation des professionnels, la création des structures spécialisées, l'intégration dans les politiques de santé, et la collaboration avec les acteurs communautaires, religieux et associatifs. C'est une urgence, mais c'est surtout une promesse, celle de redonner à chaque congolais la certitude qu'il ne sera pas abandonné face à la douleur.

En développant les soins palliatifs, nous investissons dans l'humanité même de notre système de santé. Nous répondons à un besoin profond de sens, de réconfort et de respect. Nous bâtissons un modèle de santé publique qui ne se limite pas à prolonger la vie, mais à en préserverla qualité et la dignité. C'est pourquoi ce livre « Plaidoyer pour le développement des soins palliatifs en République du Congo » est bien plus qu'un ouvrage médical. C'est un appel à la conscience nationale, un manifeste pour une médecine qui soigne le corps, mais aussi l'âme et la société.

Puissent ces pages inspirer les décideurs, les soignants, les partenaires et chaque citoyen à s'engager dans cette œuvre de justice et de compassion, car accompagner une vie qui s'éteint, c'est encore servir la vie.

Je salue l'auteur pour ce travail courageux, lucide et ancré dans la réalité congolaise. Son plaidoyer en faveur du développement des soins palliatifs doit résonner au sein des politiques publiques de santé. Il nous rappelle que notre devoir envers les plus vulnérables ne s'arrête pas à la guérison, mais se prolonge jusqu'à la fin, dans le respect, l'écoute et la dignité.

Je formule le vœu que ce plaidoyer soit entendu, et que demain, aucun Congolais ne soit abandonné dans les derniers instants de sa vie.

Puissent ces pages éclairer nos décisions et accélérer les réformes nécessaires.

« Vous comptez parce que vous êtes vous, et vous comptez jusqu'au dernier moment de votre vie » (Cicely Saunders).

Abel Owassa

Premier questeur de l'Assemblée Nationale du Congo

Introduction

« Il ne s'agit pas seulement d'ajouter des jours à la vie, mais de la vie aux jours » (**Cicely Saunders**, fondatrice des soins palliatifs).

Au cœur de nos villes, dans les périphéries oubliées comme dans des villages reculés, des femmes, des hommes, des enfants meurent chaque jour dans la douleur. Parfois allongés sur des lits d'hôpitaux sans traitement adéquat ; parfois chez eux, sans soins, sans morphine, entourés d'un silence pesant, prisonniers d'un destin vécu comme une fatalité. Trop souvent, la souffrance précède la mort, et l'abandon la suit.

Au Congo, la fin de vie demeure un angle mort des politiques de santé publique. Les soins palliatifs, pourtant reconnus par l'Organisation Mondiale de la Santé (OMS) comme un droit humain fondamental, restent quasiment absents du dispositif médical national. Ni véritablement enseignés, ni officiellement intégrés dans les structures de soins, ils restent entre les mains de quelques pionniers, médecins, infirmiers, associations, qui agissent avec une détermination admirable, mais avec des moyens dérisoires.

Ce livre est d'abord un cri d'alerte. Il veut faire entendre les voix silencieuses de ceux qui souffrent dans l'ombre, de ceux qui accompagnent sans outils, de ceux qui, chaque jour, voient la mort s'installer sans pouvoir offrir la paix ni la dignité.

Ce livre est né du vécu de la souffrance humaine, de l'exercice de mon métier de réparateur des corps humains profondément abîmés, d'abord à l'hôpital général de Brazzaville, au début des années 1980, puis au Centre Hospitalier Universitaire de Brazzaville , dès mon retour de formation en Belgique, au début des années 1990 .

Ce livre rassemble des savoirs médicaux, des expériences locales, des perspectives culturelles, éthiques, et sociales.

Il vise à mobiliser les pouvoirs publics, les professionnels de santé, les institutions religieuses, les familles, pour construire ensemble une approche de fin de vie, plus humaine, plus digne, plus congolaise.

Enfin, ce livre est un espoir réaliste. Il ne prétend pas apporter toute les réponses. Mais il formule des propositions concrètes, à la lumière de ce qui a déjà été tenté chez nous, et de ce qui a réussi ailleurs en Afrique. Il trace les lignes d'un avenir possible, si l'engagement est collectif.

Ce plaidoyer s'appuie sur une expérience clinique humaine de près de quatre décennies, la mienne, cancérologue, enseignant, chercheur et témoin de la détresse des patients atteints de cancer ; celle des équipes de l'Association Congolaise Accompagner (ACA) qui dans les rues de Brazzaville, auprès des malades, souvent à l'agonie, ont appris à faire beaucoup avec peu.

Ce travail est également nourri par la voix des familles, des bénévoles, des pasteurs, des aumôniers, des tradi-praticiens, de tous ceux qui accompagnent la mort dans le silence, souvent sans formation, sans reconnaissance, mais avec une immense humanité.

Pourquoi maintenant ? Parce que l'espérance de vie augmente, et, avec elle les maladies chroniques ; parce que les soignants sont à bout, souvent démunis, parfois brisés ; parce que les Congolais méritent de vivre et de mourir dans la dignité ; parce qu'aucune politique de santé ne peut prétendre à la justice sans prendre en compte la fin de vie. Et enfin, parce qu'il existe aujourd'hui une volonté politique, exprimée par les institutions sociales et sanitaires de notre pays, d'inverser le cours de cette négligence.

Chaque chapitre de ce livre explorera une facette du défi que représentent les soins palliatifs au Congo :

- Les souffrances vécues et les obstacles rencontrés,
- Les initiatives locales à soutenir et à essaimer,
- Les besoins en formation, en médicaments, en cadre légal,
- Les dimensions culturelles, éthiques, spirituelles qui donnent sens à nos manières d'accompagner la mort.

Nous proposerons des pistes concrètes d'action, pour les professionnels, pour l'Etat, pour les communautés. Et nous appellerons à une mobilisation nationale, ou chacun aura sa part à jouer.

Ce livre est une invitation à voir autrement la fin de vie ; à la considérer non comme un échec de la médecine, mais comme un moment de soin, de présence et de respect ultime.

Il est une invitation à bâtir la société autrement, en n'abandonnant personne, même dans l'ultime passage.

En République du Congo, comme ailleurs, mourir dans la dignité ne doit plus être un luxe, mais plutôt un droit.

Chapitre 1

La douleur de mourir au Congo

La vie est un voyage, et sa fin, bien que souvent redoutée, est une étape inéluctable que chacun devrait pouvoir traverser avec dignité, confort et sérénité. Pourtant, au Congo-Brazzaville, comme dans de nombreux pays à ressources limitées, la réalité est bien différente. Des milliers de nos concitoyens, confrontés à des maladies graves et incurables, souffrent inutilement de douleurs intenses, d'essoufflement, de nausées, de solitude et de détresse psychologique et spirituelle profonde. Cette souffrance, souvent silencieuse et invisible, est pourtant évitable.

Les soins palliatifs sont la réponse à cette souffrance. Ils représentent une approche de soins qui vise à améliorer la qualité de vie des patients et de leurs familles confrontés aux problèmes associés à une maladie potentiellement mortelle. Loin d'être des soins qui « abandonnent » le patient, ils offrent un accompagnement actif global et holistique, axé sur le soulagement de la douleur et des autres symptômes, ainsi que sur le soutien psychologique, social et spirituel, depuis le diagnostic de la maladie jusqu'à la période de deuil. Ils ne se substituent pas aux traitements curatifs, mais les complètent, plaçant le patient et ses valeurs au centre de la prise en charge.

Au Congo, la montée des maladies non transmissibles (cancer, maladies cardiovasculaires, diabète, maladies rénales chroniques) et le fardeau persistant des maladies infectieuses (VIH/SIDA, tuberculose), créent un besoin croissant et urgent en soins palliatifs. Cependant, notre système de santé actuel, largement centré sur la guérison, est mal équipé pour répondre à cette demande croissante.

Le manque de personnel formé, l'absence de politiques nationales dédiées, la faible disponibilité des médicaments essentiels, notamment les opioïdes pour la gestion de la douleur, et les barrières socioculturelles sont des facteurs qui entravent le développement des soins palliatifs au Congo.

C'est en fin d'après-midi, dans un salon modeste de Poto-Poto, un quartier de Brazzaville, qu'une mère, les paupières alourdies par la fatigue murmure : « on ne parle jamais de la mort chez nous, même de la douleur, on la cache.

On a honte, on a peur ». Les voisins chuchotent : « c'est un esprit » ; « c'est la sorcellerie ».

Sans que les mots soient prononcés, la peur s'insinue. Cette discrétion, ancrée dans les croyances séculaires, empêche les malades et les familles de chercher de l'aide. La mort est crainte et non accueillie comme un passage naturel ; cela alourdit la souffrance physique et psychologique.

Le silence s'épaissit dans les couloirs de l'hôpital : on soigne les symptômes, la maladie, mais rarement la personne qui meurt. Cette invisibilisation, fruit d'un héritage culturel où parler de fin de vie est associé au mauvais sort, laisse place à des décès dans la souffrance, isolés et clandestins.

En République du Congo, la mort reste souvent entourée par un silence lourd, un sujet que l'on esquive. Ce tabou culturel, renforcé par des croyances liées à la sorcellerie ou aux forces surnaturelles, crée une atmosphère de peur et d'incompréhension autour de la maladie terminale. Cette invisibilisation de la fin de vie contribue à une douleur plus profonde pour les malades et leurs proches.

Les structures hospitalières, mêmes les plus grandes, comme le CHU de Brazzaville, manquent de dispositifs pour les soins palliatifs : on soigne la maladie, mais on ignore souvent la dimension de la préparation à la mort dans la dignité. La fracture socio-économique est flagrante : nombreux sont ceux qui, faute de moyens, sont renvoyés chez eux, sans suivi, et souvent laissés dans la souffrance. Au CHU de Brazzaville, l'atmosphère est pressée. Les urgences débordent, les salles sont pleines. Les médecins soignent l'urgence, pas la transition vers la fin de vie. L'accent est mis sur la guérison, quitte à prolonger inutilement la souffrance, plutôt que sur la dignité du mourant.

Dans les quartiers périphériques, les malades chroniques sont laissés chez eux. L'absence de suivi, le manque de médicaments, des pansements improvisés : tout cela alimente la douleur.

Une femme habitant le quartier Djiri raconte :

> « On a vu mon frère brûler..., pas de traitement, juste des bandages sales, on se sentait impuissants ».

Les disparités socio-économiques aggravent la situation : la dignité se paye, la douleur se chiffre. Les structures restent insuffisantes.

Sans couverture sociale ni suivi médical, la douleur devient synonyme de précarité, et la dignité se mesure par la capacité à accéder à des soins palliatifs dignes. L'ACA propose un modèle alternatif avec sa **maison de santé Aloha** Congo, espace humanitaire intégré où soigner le corps et l'esprit devient possible.

Je rapporte dans ce livre quelques témoignages du vécu de la douleur :

- « mon patient mourut dans des douleurs atroces ». Un médecin témoignait d'un règlement si strict sur la morphine que « sa mère suppliait à genoux l'équipe médicale de donner à son fils un médicament qui le ferait dormir, car la douleur était insupportable ».

- Dans un petit baraquement en bois, un jeune attend la venue de l'équipe mobile. Il a des escarres ouvertes, ses draps sont tachés de sang. Autour de lui, la peur, l'angoisse, aussi celle de devenir un fardeau, le laminent. L'infirmière de l'ACA pose doucement la main sur sa tête. Elle installe un pansement propre, injecte la morphine délivrée après des démarches administratives longues et pénibles : la douleur diminue, mais les stigmates émotionnels restent.

Le frère du patient commente, la voix tremblante :

– « Ils ont dû signer dix fiches pour une ampoule… il a crié, pleuré… aujourd'hui il dort. Nous, on respire ».

Cette douleur est aggravée par la réglementation complexe sur les opioïdes et le manque d'accès à la morphine, solution pourtant reconnue comme essentielle pour soulager les souffrances physiques.

Au Congo, la disponibilité de la morphine existe dans les grandes structures comme le CHU de Brazzaville. Cependant les contraintes persistent : un manque de solution orale en poudre (préconisée par l'OMS), une chaine d'approvisionnement fragile, des formalités lourdes pour la préparation et un stockage inadéquat.

En bref, la prescription de la morphine reste un « parcours du combattant » : signature multilatérale, stockage limité, disponibilité aléatoire, autant de barrières qui maintiennent le malade dans la souffrance. A cela s'ajoute l'absence de formation en soins palliatifs dans les hôpitaux congolais. En effet, les hôpitaux comme le CHU de Brazzaville manquent de services spécifiquement dédiés à la gestion de la douleur et aux soins de fin de vie. L'ACA a initié des formations depuis 2015, avec des intervenants venus de France (Maison Galène), pour la gestion de la douleur, soins palliatifs et organisation des structures adaptées, mais tout cela demeure insuffisant.

Les soins à domiciles sont difficiles : routes non asphaltées, absence de transports sécurisés. Grace au soutien de la Fondation des Petits Frères des Pauvres, un véhicule tout terrain est maintenant utilisé par l'équipe mobile pour atteindre les patients habitant les quartiers périphériques de Brazzaville.

C'est une matinée brumeuse à Brazzaville quand l'équipe mobile de l'ACA se réunit chez Madame **Eliane Boukaka**, la coordonnatrice. Autour de la table, une infirmière, sert son thermos de café, puis lève les yeux : « aujourd'hui, nous partons chez madame K., elle n'a pas eu de morphine depuis trois jours ».

Les formalités réglementaires trainent : l'obtention d'une ampoule injectable nécessite la signature du pharmacien, de l'anesthésiste, du chef de service. Un vrai parcours du combattant.

Dans leur voiture tout terrain, un don de la *Fondation des Petits Frères des Pauvres,* l'équipe se serre pour déployer les flacons, seringues et pansements. Le véhicule crisse sur les routes dégradées, emportant avec lui l'espoir d'un peu de soulagement.

Arrivés chez madame K., son mari épuisé, laisse affluer son récit :

> « Elle n'a fait que pleurer toute la journée ... avant que vous n'arriviez. Nous étions impatients ».

On lui admistra sa morphine. A mesure que les douleurs retombaient, le regard de la malade s'adoucissait, tandis que le mari observait les mains tremblantes :

> « Avant, on ne connaissait rien à ces gestes... ; maintenant, on sait, on sent, on respire moins mal ».

Les sons ne sont pas que techniques, ils reconstruisent une atmosphère. Une brève caresse de l'infirmière, un sourire, une parole apaisante, un toucher –massage qui, selon les soignants, libère les endorphines et diminue l'impact de la douleur.

Ces scènes, basées sur les témoignages réels et les données de l'ACA, posent le cadre émotionnel et humain de notre plaidoyer. Elles dévoilent la souffrance silencieuse, la force des croyances, et le besoin criant de reconnaitre la douleur, de briser le tabou, d'humaniser la fin de vie.

La douleur de mourir au Congo n'est pas qu'un symptôme physique : elle cristallise un échec social, culturel et institutionnel. Le refus ou le déni de la douleur terminale reflète le déni de la dignité humaine fondamentale. Pourtant, les réponses existent : la morphine, la formation, le soutien familial et le soutien psychologique.

Chapitre 2

Ceux qui vont mourir nous apprennent à vivre

Il est des livres qui ne sont pas seulement faits pour être lus, mais pour être médités et transmis comme héritages. Le livre intitulé *La mort intime de Marie* de Hennezel appartient à cette catégorie rare. C'est un ouvrage qui a bouleversé la manière dont la société française envisageait la fin de vie et qui continue, trente ans plus tard, à résonner comme une parole prophétique : ceux qui vont mourir nous apprennent à vivre.

Marie de Hennezel n'est pas une écrivaine de métier.Elle est psychologue, et c'est au contact des malades qu'elle a trouvé sa voix. Jour après jour, elle a écouté ceux qui n'avaient pas plus que quelques semaines à vivre. Elle a recueilli leurs peurs, leurs colères, leurs révoltes, mais aussi leurs confidences les plus lumineuses, leurs réconciliations inattendues, leurs instants de grâce. Elle a compris, à travers eux, que la mort n'est pas seulement une fin biologique, mais un espace d'accomplissement spirituel, une ultime école de vie.

François Mitterrand, alors président de la République française, a accepté de préfacer cet ouvrage. Geste inédit. En acceptant d'associer sa voix à ce livre, il a montré que la question de la fin de vie n'était pas seulement intime ou médicale, mais aussi politique et civilisationnelle. Une société se juge à la manière dont elle accompagne ses mourants, écrivait-il. Par cette phrase, il a ouvert un horizon de reflexion qui dépasse largement les frontières de la France, car partout, dans toutes les cultures, la mort interroge notre rapport à l'humain, à la solidarité et à la dignité.

Ceux qui s'approchent de la mort, loin d'être réduits à leur faiblesse, deviennent les grands enseignants de la vie. Ils révèlent à ceux qui les entourent l'essentiel : l'importance d'aimer, de pardonner, de se réconcilier. Leur vulnérabilité devient une force qui oblige à regarder autrement l'existence. Ce que la philosophie, la théologie ou la littérature s'efforcent d'enseigner, les mourants l'incarnent en silence.

J'ai moi-même entendu, dans nos hôpitaux du Congo, des paroles semblables à celles rapportées par Marie de Hennezel. Un vieil homme, atteint d'un cancer généralisé, m'a dit un jour :

> « Docteur, je n'ai plus peur de mourir. J'ai seulement peur qu'on m'oublie avant de mourir ».

Cette phrase, à elle seule, contient tout le drame de nos sociétés modernes : l'abandon de ceux qui n'ont plus d'avenir. Elle contient aussi tout l'appel des soins palliatifs : offrir une présence, maintenir un lien, rappeler que jusqu'au dernier souffle, un malade reste un être digne d'attention.

Dans la mort intime, Marie de Hennezel raconte l'histoire d'une femme qui, à l'approche de la mort, n'avait plus qu'un seul désir : revoir son fils qu'elle n'avait plus vu depuis vingt ans. La réconciliation eut lieu sur le lit d'hôpital. Ce fut un moment de paix, une victoire de l'amour sur le temps perdu. Au Congo, combien de familles vivent encore ces drames du non-dit, du pardon différé ? Et combien de fois la mort, paradoxalement, devient l'occasion d'un rapprochement que la vie avait rendu impossible.

Un soir dans mon service, une femme en phase terminale d'un cancer m'a confié :

> « Je n'ai plus besoin de médicaments. Ce que je veux, c'est entendre une chanson de mon village ».

Sa fille se mit à chanter doucement, et les larmes coulèrent sur le visage de la malade. Elle est partie quelques heures plus tard, mais dans la paix. Ce moment simple m'a rappelé que la dignité se joue dans les détails fragiles : un geste, une voix, une main posée.

Dans les pages du livre de Marie de Hennezel, on découvre que la mort peut être apprivoisée lorsqu'elle est accompagnée. Elle cesse d'être une terreur muette pour devenir un chemin. Les soignants ne peuvent pas vaincre la mort, mais ils peuvent transformer l'expérience de mourir. En soulageant la douleur, en écoutant les non-dits, en respectant les désirs ultimes, ils transforment ce passage en un temps de réconciliation.

Il m 'arrive de penser à un jeune homme que j'avais accompagné dans le service de cancérologie de l'hôpital général de Brazzaville, actuel CHU, en 1984, lorsque j'avais rejoint l'équipe du professeur Charles Gombé-Mbalawa. Il savait que son cancer ne pouvait plus être guéri. Il m'a dit :

> « Ne me mentez pas. Je veux savoir combien de temps il me reste à vivre, pour dire à ma mère que je l'aime ».

Ce courage, cette lucidité m'ont bouleversé. Mourir dans la dignité, c'est aussi avoir le droit de connaitre la vérité, d'affronter son destin en conscience, sans mensonge ni fuite.

La leçon de la mort intime est universelle. Elle nous dit que la fin de vie n'est pas seulement un enjeu médical, mais une question de civilisation. François Mitterrand l'avait compris.Une société qui cache ses mourants, qui les laisse souffrir seuls dans les couloirs anonymes, est une société immature. Au contraire, une société qui prend soin de ses faibles, qui entoure ses malades d'amour et de respect, est une société qui grandit.

En Afrique, la mort n'a jamais été considérée comme un simple accident biologique. Dans nos traditions congolaises, mourir c'est franchir un seuil, passer d'un monde visible à un monde invisible, où l'ancêtre continue de veiller sur les siens. C'est pourquoi, dans nos villages, on ne meurt jamais seul : la famille, le clan, parfois tout le village se rassemble autour du mourant. On lui tient la main, on lui parle, on chante pour lui. On lui rappelle qu'il ne part pas dans le néant, mais qu'il rejoint une lignée. Ces traditions, qui ont façonné nos sociétés pendant des siècles, contiennent déjà de l'intuition des soins palliatifs modernes. Elles rappellent que mourir n'est pas seulement un acte médical, mais une expérience humaine, spirituelle et communautaire. Pourtant avec l'urbanisation et la modernité, ces pratiques se perdent. Dans les grandes villes, la mort est devenue solitaire, confinée dans les hôpitaux ou dans les chambres étroites des maisons. On cache le mourant, on évite de prononcer le mot « mort », on ment parfois pour ne pas « attrister ». Mais la vérité, c'est que ce silence étouffe et abandonne.

Marie de Hennezel insiste sur l'importance de la parole. Dire la vérité au malade, dans le respect de sa sensibilité, c'est lui rendre sa dignité. Combien de malades au Congo meurent sans avoir pu dire adieu, sans avoir pu régler leurs affaires, parce qu'on leur a caché leur état. Combien de familles regrettent ensuite de n'avoir pas trouvé le courage de parler franchement ? Les soins palliatifs proposent une autre voie, celle d'un accompagnement qui assume la mort comme une étape, et non comme une honte.

J'ai encore en mémoire le récit d'une mourante à Pointe-Noire. Elle savait que ses forces l'abandonnaient. Elle appela ses enfants et leur dit :

> « Ne vous disputez pas pour mes biens. Ce que je vous laisse de plus précieux, c'est l'amour entre vous ».

Ses enfants pleuraient, mais ils comprirent. Ce testament oral, plus fort que n'importe quel papier, les a soudés après sa mort.

Voilà ce que signifie mourir dans la dignité : transmettre une parole qui continue de porter la vie.

Nos proverbes africains nous enseignent la même vérité. « L'homme n'est pas mort tant que son nom est encore prononcé », dit un adage bantou. Accompagner les mourants, c'est leur donner la possibilité de laisser un héritage de paroles, de bénédictions, de réconciliations. C'est faire en sorte que leur départ ne soit pas une coupure brutale, mais un passage fécond.

Dans la mort intime, plusieurs patients disent avoir trouvé la paix en réconciliant leurs proches. Ce témoignage rejoint profondément notre culture africaine, où la famille élargie est la première communauté de soins. Mais pour que cela soit possible, encore faut-il que le malade soit accompagné, écouté et respecté. Là encore, les soins palliatifs viennent donner un cadre moderne à une sagesse ancestrale.

On ne peut pas non plus parler de la mort en Afrique sans évoquer la dimension spirituelle et religieuse. Dans nos hôpitaux, combien de patients demandent un prêtre, un pasteur, un imam, un frère en christ ? Pour beaucoup, la foi est un soutien ultime, un réconfort qui apaise la peur. Marie de Hennezel le rappelle : la fin de vie est un moment où surgissent les questions spirituelles profondes, même chez les non-croyants. Les soins palliatifs doivent intégrer cette dimension spirituelle, en y travaillant main dans la main avec les aumôniers, les religieux, les guérisseurs parfois, qui, savent trouver les mots pour apaiser les craintes.

Un jour, au cours d'une consultation d'oncologie dans mon service, un patient m'a dit :

> « Je n'ai plus peur de mourir, parce que je sais que mes ancêtres m'attendent ».

Il avait trouvé sa sérénité dans sa foi et dans saculture. Le rôle des soignants, dans ce cas, n'était pas de contredire ou de corriger, mais d'accompagner ce chemin spirituel. C'est cela aussi, la dignité.

François Mitterrand écrivait que la mort est un miroir pour une société. J'ajouterais que, pour l'Afrique, elle est aussi un miroir pour la mémoire. La manière dont nous entourons nos mourants dit la place que nous accordons à nos anciens, à nos ancêtres, à notre histoire. Oublier les mourants, c'est rompre le lien entre générations. Les accompagner, c'est au contraire la continuité de la vie.

Ainsi, « La mort intime » n'est pas seulement un livre français du XX ème siècle ; c'est un message universel qui rejoint les intuitions de nos traditions africaines. Il nous appelle à conjuguer les deux héritages : la médecine moderne qui soulage la douleur et encadre les soins, et la sagesse africaine qui entoure, qui parle, qui chante, qui prie. Ensemble, elles peuvent donner naissance à des soins palliatifs véritablement enracinés dans notre culture congolaise.

Alors, oui, ceux qui vont mourir nous apprennent à vivre. Ils nous rappellent que la vie n'est pas mesurée à la durée, mais à l'intensité de l'amour partagé. Ils nous apprennent que la vulnérabilité n'est pas une honte, mais un lieu de vérité. Ils nous montrent que la mort n'est pas une fin, mais un passage, une transmission.

En écoutant la voix de Marie de Hennezel, en recevant le témoignage de ceux qui s'éteignent chaque jour dans nos hôpitaux et nos villages, nous comprenons que la dignité n'est pas négociable. Développer les soins palliatifs au Congo, c'est répondre à cet appel universel ; c'est dire que nous refusons que nos malades meurent dans la douleur, dans l'abandon, dans le silence. C'est dire que nous voulons être une société mature, une société qui prend soin, une société qui se tient debout devant la mort parce qu'elle a appris à aimer la vie. Et si finalement, le grand enseignement de ce chapitre était celui-ci : accompagner les mourants n'est pas seulement leur rendre service. C'est recevoir d'eux la plus belle des leçons de vie.

Chapitre 3

Soins palliatifs : fondement et philosophie

Dans un monde médical de plus en plus technique et centré sur la performance curative, la question de l'accompagnement de fin de vie demeure l'un des enjeux les plus sensibles, à la fois sur le plan humain, éthique et sociétal. Les soins palliatifs, en tant qu'approche holistique du soin, visent à soulager la souffrance tout en respectant la dignité de la personne en fin de vie. Ils ne cherchent pas à prolonger indéfiniment l'existence ni à hâter la mort, mais à offrir une qualité de vie optimale jusqu'au dernier souffle.

L'OMS définit les soins palliatifs comme :

> « Une approche qui améliore la qualité de vie des patients et de leurs familles confrontés aux conséquences d'une maladie potentiellement mortelle, par la prévention et le soulagement de la souffrance grâce à une identification précoce et à une évaluation correcte de la douleur et des autres problèmes, qu'ils soient physiques, psychosociaux ou spirituels ».

Loin de représenter une simple réalité médicale, les soins palliatifs incarnent une véritable philosophie du soin, fondée sur l'écoute, la compassion, la reconnaissance de la finitude humaine et le refus de l'acharnement thérapeutique. Dans ce chapitre, nous explorerons les origines historiques et culturelles des soins palliatifs, leurs fondements éthiques et philosophiques, ainsi que les enjeux contemporains auxquels ils font face. Ce cheminement nous permettra de mieux comprendre la place essentielle qu'ils occupent dans une médecine humaniste, à l'écoute du vivant jusqu'à sa plus grande fragilité. Les soins palliatifs sont portés par une éthique de la sollicitude, qui insiste sur l'attention, la responsabilité, la présence à l'autre. Il ne s'agit pas seulement de faire ce qu'il faut médicalement, mais de reconnaitre le besoin fondamental de lien, de respect, de présence. Le philosophe Paul Ricoeur parle ici d'une éthique du souci de l'autre dans la fragilité de son existence.

Cette éthique s'oppose à deux extrêmes : l'acharnement thérapeutique et l'abandon médical. Elle cherche un équilibre entre soulagement et respect de la finitude.

Dans la philosophie des soins palliatifs, la vulnérabilité n'est pas considérée comme une faiblesse, mais comme une condition humaine universelle. Soigner devient alors un acte profondément solidaire : accompagner l'autre dans ce moment où il ne peut plus se suffire à lui-même. La médecine se fait alors plus humble, plus humaine.

Accompagner quelqu'un dans sa fin de vie, c'est aussi l'accompagner dans une recherche de sens. La philosophie des soins palliatifs reconnait que la mort n'est pas une simple donnée biologique, mais un évènement existentiel. Elle propose d'honorer ce moment, non comme un échec médical, mais comme une étape naturelle et signifiante de l'existence.

L'histoire des soins palliatifs modernes au début du XXe siècle rime avec une figure emblématique : Dame Cicely Saunders, médecin, infirmière et travailleuse sociale britannique. Face au constat d'une médecine curative impuissante à répondre aux besoins des malades en phase terminale, elle élabore une nouvelle approche fondée sur la compassion et l'accompagnement global.

En 1967, elle fonde le *St. Christopher's Hospice* à Londres, première institution dédiée entièrement aux soins palliatifs. Elle y introduit le concept de douleur totale « total pain », reconnaissant que la souffrance d'un patient ne se limite pas à des symptômes physiques, mais inclut aussi des composantes émotionnelles, sociales et spirituelles. Ce paradigme bouleverse la vision classique du soin, en réaffirmant que la mort est un processus naturel et non un échec médical.

Saunders milite également pour la reconnaissance de la morphine comme outil central dans le soulagement de la douleur, contribuant à faire évoluer les mentalités médicales à l'époque. Son travail jette les bases du mouvement palliatif international et inspire de nombreuses initiatives similaires en Europe et en Amérique du Nord.

Le modèle britannique va rapidement essaimer à travers le monde. Aux Etats-Unis, c'est dans les années 1970 que les premiers hospices voient le jour, notamment grâce à l'action du médecin Elisabeth Kübbler-Ross, célèbre pour ses travaux sur les stades du deuil.

En France, les soins palliatifs se structurent plus lentement, mais un tournant décisif survient avec la loi du 9 juin 1999, qui affirme le droit de toute personne à accéder à des soins palliatifs.

A l'échelle mondiale, l'OMS intègre les soins palliatifs dans la stratégie de santé publique, encourageant les Etats à les inclure dans leurs systèmes de soins. Toutefois, leur déploiement demeure très inégal : dans de nombreux pays à faibles revenus, l'accès à des traitements antidouleur reste extrêmement limité.

En dépit de leur reconnaissance institutionnelle, les soins palliatifs demeurent encore inégalement répartis à travers le monde.

Aujourd'hui, les soins palliatifs sont présents dans de nombreux pays, mais leur intégration dans les parcours de soins varie fortement selon les cultures, les moyens économiques et les politiques de santé. Dans les pays d'Europe de l'Ouest, ils sont en général bien structurés et bénéficient d'une reconnaissance institutionnelle. Des équipes mobiles, des unités hospitalières et des structures d'hébergement spécialisées assurent une couverture relativement étendue.

En revanche, dans certains pays en développement, la prise en charge des malades en fin de vie est encore rudimentaire. Le manque de formation des professionnels, la méfiance à l'égard des opioïdes, et l'absence de politiques publiques claires constituent des obstacles majeurs. L'hospitalisation à domicile, la formation des soignants et la sensibilisation du public restent des enjeux majeurs pour garantir une équité d'accès.

.Un autre défi réside dans la coordination des soins : trop souvent, les soins palliatifs sont encore envisagés comme une « dernière étape » après l'échec des traitements curatifs. Cette vision réduit leur portée, alors qu'ils devraient être proposés dès le diagnostic d'une maladie grave, en parallèle des traitements, selon le modèle de l'intégration précoce.

La question de l'euthanasie et de l'aide active à mourir relance le débat sur les limites de la médecine palliative. Certains y voient une réponse insuffisante à certaines souffrances ; d'autres rappellent qu'elle incarne une alternative éthique forte, fondée sur l'accompagnement plutôt que sur l'acte létal.

Les soins palliatifs sont plus qu'une pratique médicale : ils sont une manière de penser le soin, la personne, la vie et la mort. Fondés sur une philosophie du respect, de la solidarité et de la dignité humaine, ils offrent une réponse éthique et humaine aux limites de la médecine curative.

Dans un monde médicalisé et souvent déshumanisé, ils rappellent que soigner, c'est avant tout accompagner, écouter, être présent jusqu'au bout.

Chapitre 4

Approche culturelle et spirituelle des soins palliatifs au Congo

Au Congo, la mort n'est pas seulement une fin biologique. Elle est un passage, un évènement profondément enraciné dans une vision collective du monde, où se croisent traditions ancestrales, croyances religieuses et valeurs familiales. Le soin à une personne en fin de vie dépasse les dimensions médicales : il s'agit d'un accompagnement spirituel, émotionnel et communautaire. Comprendre cette dimension est fondamental pour envisager un développement pertinent et humain des soins palliatifs dans le pays.

La société congolaise est riche d'une diversité culturelle qui influence la perception de la maladie et de la mort. Dans les communautés traditionnelles, la mort est vue comme un retour aux ancêtres, un passage naturel qui appelle au respect et aux rituels.

Les rites funéraires varient selon les ethnies (Kongo, Téké, Mbochi, Vili, etc.), mais partagent des éléments communs : veillées, chants, danses, sacrifices symboliques et offrandes.

La préparation du mourant comprend souvent des rites de purification ou de réconciliation familiale, perçus comme essentiels pour assurer une bonne transition dans l'au-delà.

La modernisation, l'urbanisation et les religions monothéistes ont transformé certains de ces rites, mais l'importance du sens spirituel de la mort demeure forte.

Armand, un de mes amis, m'a livré un témoignage en ce sens :

> « Quand mon père est tombé malade, il a voulu retourner au village. Il disait qu'il voulait retrouver les siens. Là-bas, les anciens sont venus lui parler, prier avec lui. C'était sa façon de partir en paix ».

La spiritualité joue un rôle central dans la manière dont les Congolais vivent la maladie grave et la fin de vie.

Le christianisme imprègne fortement la culture du soin en fin de vie. Les prêtres, pasteurs et aumôniers sont souvent sollicités pour les prières de guérison, de réconfort ou de « libération ». Le mourant est encouragé à se réconcilier avec dieu, à pardonner et à faire la paix. La souffrance est parfois vue comme une épreuve spirituelle, ce qui peut à la fois aider et compliquer l'accès aux soins palliatifs. Il arrive que certains malades refusent l'analgésie dans une logique sacrificielle.

Beaucoup de Congolais associent leurs croyances chrétiennes à des pratiques traditionnelles : consultation de guérisseurs, recours aux plantes, prières aux ancêtres. Certaines maladies incurables sont interprétées comme des attaques mystiques ou des conséquences d'un désordre familial ou ancestral. L'accompagnement spirituel doit donc intégrer cette complexité, sans juger ni nier ces croyances.

Le personnel de santé est souvent mal préparé à répondre à ses besoins.Peu de formations abordent la dimension culturelle et spirituelle de la fin de vie. Pourtant, elle est essentielle pour établir une relation de confiance avec les familles.

Dans la culture congolaise, la prise en charge d'un proche malade est un devoir moral et affectif. La famille reste le pilier de l'accompagnement. La personne malade est rarement laissée seule. Les décisions concernant les traitements, l'hospitalisation ou le retour au village sont prises collégialement. L'abandon d'un parent malade est mal vu. Il est courant que des proches sacrifient leur emploi ou vendent des biens pour subvenir aux besoins du malade. Mais cela peut être aussi source de tensions et d'épuisement, surtout lorsqu'aucune structure de soutien n'est disponible.

Malgré la richesse des pratiques culturelles autour de la fin de vie, les soins palliatifs institutionnalisés sont quasi inexistants au Congo. Les hôpitaux manquent des unités qui leur sont dédiées, peu de soignants sont formés à la gestion de la douleur ou à l'accompagnement global. La dimension spirituelle du soin est souvent ignorée dans les structures formelles, bien qu'essentielle pour les patients.

Il existe toutefois quelques initiatives locales, notamment portées par des églises ou des associations, mais elles restent marginales et sous-financées.

Développer les soins palliatifs au Congo exige une approche adaptée au contexte local, qui valorise les forces culturelles et spirituelles tout en introduisant les compétences médicales nécessaires.

Une fin de vie digne au Congo ne peut être pensée uniquement en termes biomédicaux. Elle doit intégrer les valeurs culturelles, les traditions spirituelles et le tissu social qui constituent la richesse du pays. Le développement des soins palliatifs offre une opportunité unique de réconcilier médecine, humanité et spiritualité, au service de la personne mourante et de sa communauté.

Chapitre 5

État des lieux actuels des soins palliatifs en République du Congo

Malgré les besoins croissants et les fondements éthiques incontestables, les soins palliatifs en République du Congo en sont à un stade embryonnaire de développement. Le système est fragmenté, les ressources limitées, et la sensibilisation insuffisante. Cet état des lieux vise à dresser un tableau réaliste de la situation actuelle, en identifiant les initiatives existantes et les lacunes criantes.

Notre pays est marqué par une absence de politique nationale et d'un cadre législatif ou règlementaire spécifiques aux soins palliatifs. Les soins palliatifs ne sont pas explicitement intégrés dans les plans stratégiques nationaux de santé, les programmes de formation ou les budgets du ministère de la Santé et de la Population. Cette absence de reconnaissance officielle signifie qu'ils ne sont pas considérés comme une priorité et ne bénéficient pas des allocations de ressources nécessaires.

Les lois et réglementations concernant l'importation et la prescription des substances contrôlées, notamment la morphine, sont excessivement restrictives et archaïques. Cette sur-réglementation, souvent motivée par une peur de la diversion et de l'abus, ce qui d'ailleurs est largement infondée dans le contexte des soins médicaux, rend l'accès à ces médicaments essentiels quasi impossibles pour la majorité des patients souffrant de douleurs sévères. Le processus d'acquisition est lourd, long et dissuasif pour les structures de santé.

Malgré l'absence de cadre national, des initiatives louables et courageuses ont émergé, portées par des individus et des organisations visionnaires.

Le Service de Cancérologie du CHU de Brazzaville, sous notre impulsion, est devenu un pionnier. Conscient de la souffrance de ses patients, Nous avons intégré des éléments de soins palliatifs dans la prise en charge des malades en fin de vie, malgré les contraintes. Cet engagement a permis de former une équipe naissante et de sensibiliser d'autres professionnels.

L'envoi du Docteur **Eliane Ndounga** en immersion en Ouganda, pour se former aux soins palliatifs, en est un exemple concret de cette volonté de développement des compétences.

L'Association congolaise accompagner (ACA) est une organisation de la société civile qui joue un rôle crucial dans l'accompagnement des patients en fin de vie et de leurs familles. L'ACA a été créée en1996 à Brazzaville. Elle est l'un des pionniers des soins palliatifs en république du Congo. Née d'une volonté de répondre à la souffrance silencieuse de nombreuses personnes gravement malades ou en fin de vie, cette structure à but non lucratif s'est donné pour mission d'apporter un accompagnement humain, médical et psychologique à ceux qui vivent des situations de maladie avancée, incurable ou terminale.

L'ACA s'appuie sur un modèle d'organisation à la fois mobile et communautaire. Elle déploie des équipes mobiles de soins palliatifs constituées de médecins, infirmiers, psychologues et coordinateurs, qui se rendent régulièrement aux domiciles des patients. Ces équipes prodiguent des soins de confort, soulagent la douleur, prennent en charge les plaies ou complications, et accompagnent les familles, qui sont elles aussi souvent démunies face à la situation. Une attention particulière est portée à la formation des aidants naturels, qui deviennent des relais précieux dans la continuité des soins à domicile.

Au-delà des soins à domicile, l'ACA a mis en place une structure innovante et humaine : **la Maison de santé et d'accompagnement Aloha Congo**. Ce centre joue un rôle de pivot dans la coordination des soins, mais sert aussi de lieu d'accueil pour les malades qui nécessitent une surveillance plus étroite ou pour ceux dont les conditions de vie ne permettent pas un suivi à domicile.Ce lieu de répit et d'écoute incarne les valeurs de solidarité, de dignité et de compassion que l'association défend.

Consciente que les soins palliatifs ne peuvent être efficaces sans une sensibilisation de la population, l'ACA mène des actions communautaires dans les quartiers de Brazzaville. Des campagnes d'information, des conférences et des ateliers sont organisés pour lutter contre les idées reçues, notamment autour de la douleur, de la mort ou encore de certaines maladies stigmatisantes.

A travers son *Centre d'information et de documentation sur les soins palliatifs* (**CIDASP**), l'association met également à disposition des ressources pour les professionnels et les familles, contribuant ainsi à la diffusion d'une culture palliative.

L'ACA bénéficie de partenariats solides à l'international. Elle est soutenue par la *Fondation Mireille et Pierre Landrieu*, par *Les Petits Frères des Pauvres* en France (qui ont notamment financé l'achat des véhicules pour les équipes mobiles), et par **l'***Union Internationale contre le Cancer* (UICC), qui a appuyé plusieurs programmes de formation. Ces partenariats permettent à l'association d'organiser régulièrement des formations en soins palliatifs, en collaboration avec des experts venus de Belgique, de France ou de l'Université catholique de Louvain.

Malgré ces avancées notables, l'ACA fait face à plusieurs défis majeurs. L'accès à la morphine, indispensable pour soulager les douleurs sévères, reste limité et coûteux. Les soins palliatifs sont encore mal connus ou mal compris dans une partie de la population ; ils sont parfois associés à la sorcellerie ou à la fatalité. De plus, l'action de l'ACA est essentiellement concentrée à Brazzaville, laissant de nombreuses régions du pays sans aucune structure d'accompagnement.

Face à ces enjeux, l'ACA entend poursuivre son développement. Elle ambitionne d'élargir sa couverture géographique, d'institutionnaliser les soins palliatifs dans le système de santé congolais, et de contribuer activement à une société plus inclusive, où chaque personne en souffrance est accompagnée avec respect, compétence et humanité.

En somme, l'ACA représente aujourd'hui un acteur essentiel et inspirant dans le paysage sanitaire du Congo-Brazzaville, œuvrant pour que la fin de vie soit vécue avec dignité et sérénité, et que la souffrance ne soit plus un abandon, tel est le clin d'œil que j'ai voulu faire à cette belle et pionnière association qui se bat aux cotés des plus faibles.

D'autres structures, souvent confessionnelles ou de petites ONG, peuvent offrir un soutien limité à certains patients, mais ces actions restent ponctuelles et manquent de coordination et de ressources.

Les Journées médicales Edith Lucie Bongo Ondimba tenues à Oyo ont consacré une session dédiée aux soins palliatifs, témoignant ainsi d'une prise de conscience croissante. Elles ont offert une plateforme de sensibilisation et d'échanges, notamment grâce à l'implication des personnalités comme le Docteur **Esther Dina Bell** du Cameroun, et d'une infirmière ougandaise qui nous ont partagés leur expertise respective.

Ces initiatives sont des lueurs d'espoir, mais elles restent insuffisantes face à l'ampleur des besoins. Elles fonctionnent souvent grâce à l'abnégation de leurs promoteurs et à des ressources très limitées. Le manque de personnel qualifié est l'un des principaux goulots d'étranglement. En effet, les soins palliatifs sont rarement inclus dans les cursus universitaires des facultés de médecine et des écoles d'infirmiers au Congo. Les professionnels sortent sans aucune connaissance ou compétence spécifique en gestion de la douleur, communication en fin de vie ou soutien psychosocial. Même les professionnels en exercice manquent de sensibilisation. La peur d'utiliser la morphine, la méconnaissance des approches holistiques et le sentiment d'impuissance face à la mort sont répandus.

Les quelques professionnels qui ont eu la chance de se former à l'étranger ou dans le cadre d'initiatives isolées changent souvent de poste, rendant difficile la capitalisation des compétences.

L'accès aux médicaments essentiels, particulièrement les opioïdes pour la gestion de la douleur sévère, est une catastrophe humanitaire silencieuse. La morphine orale, un médicament peu couteux et très efficace, est quasiment indisponible ou inabordable au Congo. Cela signifie que de milliers de patients endurent des douleurs atroces qui pourraient être facilement soulagées.

Au-delà des opioïdes, de nombreux autres médicaments essentiels pour la gestion des symptômes courants (antiémétiques, laxatifs, anxiolytiques, anti-inflammatoires) sont souvent en rupture de stock, couteux ou inaccessible. Le matériel simple, comme les lits de confort, des matelas anti-escarres, les sondes, est souvent difficile à obtenir.

L'état des lieux révèle un système de santé qui n'est pas encore préparé à offrir des soins palliatifs à grande échelle. Cependant, il existe une volonté de certains acteurs et des initiatives locales qui peuvent servir de point de départ pour une transformation nationale. La prochaine étape cruciale est d'identifier et de surmonter les obstacles majeurs pour passer du stade des efforts isolés à celui d'un programme national intégré.

Chapitre 6

Les obstacles majeurs au développement des soins palliatifs

Le chemin vers un accès généralisé aux soins palliatifs au Congo est semé d'obstacles complexes et interconnectés. Si les chapitres précédents ont dressé le cadre des besoins et l'état des lieux, il est crucial d'analyser en profondeur les barrières spécifiques qui empêchent leur pleine intégration. Ces défis se situent à plusieurs niveaux : politique, financier, socioculturel, professionnel et logistique.

L'absence d'une volonté politique forte et d'un cadre légal adapté est la première barrière, agissant comme un verrou systémique. Comme mentionnés, les soins palliatifs ne sont pas une priorité explicite dans les agendas de santé nationaux. Sans une politique claire, il est impossible d'allouer des budgets spécifiques, de définir des responsabilités institutionnelles ou de planifier un déploiement national.

Les lois régissant l'accès et la distribution des opioïdes sont souvent obsolètes et excessivement contraignantes, bien au-delà des recommandations de l'OMS. La crainte infondée de l'abus et de la diversion paralyse les autorités de régulation et les professionnels de santé, rendant la morphine et autres analgésiques puissants virtuellement inaccessibles. Le processus d'importation est semé d'embûches administratives et de délais d'attente interminables.

Même au sein des programmes de lutte contre le cancer, le VIH/SIDA ou les maladies chroniques, la composante palliative est souvent inexistante ou très marginale, réduisant les approches à la seule dimension curative.

Le manque de financement est un frein majeur, perpétuant le cycle de la non prise en charge. Il n'existe pas de ligne budgétaire dédiée aux soins palliatifs au niveau national ou dans la plupart des structures de santé. Les quelques initiatives existantes dépendent souvent des financements externes ou de la débrouardise de leurs porteurs.

En l'absence de couverture maladie universelle, et de prise en charge par le système, le coût des soins palliatifs (consultations, médicaments, transports) repose entièrement sur les patients et leurs familles, déjà fragilisés financièrement par la maladie. Cela conduit à des retards de prise en charge, à l'abandon des soins, ou à un appauvrissement des ménages.

Les hôpitaux et centres de santé manquent globalement de moyens pour assurer la disponibilité des médicaments de base, du matériel et d'un personnel en nombre suffisant et qualifié.

La pénurie des compétences est une réalité flagrante, touchant tous les niveaux de la pyramide sanitaire. Les professionnels de santé (médecins, infirmiers, psychologues) ne reçoivent aucune formation initiale en soins palliatifs. La gestion de la douleur est souvent mal maitrisée, et les compétences en communication avec les patients et les familles sont lacunaires.

Une méconnaissance profonde des opioïdes et une crainte irrationnelle de l'addiction et des effets secondaires entrainent une sous-prescription et une réticence à les utiliser, même pour les douleurs intenses. Cette peur est souvent plus forte que la compassion.

La culture médicale dominante est axée sur la guérison. La fin de vie est souvent perçue comme un échec, et les soins palliatifs sont malheureusement associés à l'abandon ou à l'euthanasie, plutôt qu'à l'accompagnement et au maintien de la qualité de vie.

Le personnel soignant, déjà en sous-effectif et débordé, a peu de temps ou de ressources pour offrir des soins holistiques et un accompagnement prolongé aux patients palliatifs.

Les dynamiques culturelles et les perceptions de la maladie et de la mort jouent un rôle non négligeable. Dans de nombreuses cultures congolaises, parler ouvertement de la mort ou de la fin de vie est un tabou. Cela rend difficile l'instauration d'un dialogue honnête entre les professionnels de santé, les patients et leurs familles sur le pronostic, les objectifs de soins et les souhaits en fin de vie.

La pression familiale et sociale pour la guérison à tout prix est forte, même lorsque la maladie est incurable. Cela peut retarder l'acceptation des soins palliatifs et épuiser inutilement les ressources familiales. Certaines maladies, comme le VIH/SIDA ou le cancer, peuvent être stigmatisantes, conduisant à l'isolement du patient et de sa famille, et à des difficultés pour accéder aux soins. En l'absence d'options formelles ou par conviction culturelle, de nombreux patients se tournent vers les guérisseurs traditionnels au détriment d'une prise en charge symptomatique efficace.

Le manque de structures dédiées aux soins palliatifs (unités de soins, hospices) ou même d'espaces dédiés dans les hôpitaux rend difficile une prise en charge spécifique.

La majorité des infrastructures de santé sont concentrées dans les grandes villes. Les populations rurales et semi-urbaines ont un accès très limité, voire inexistant, aux soins de santé avancés, et encore moins aux soins palliatifs.

Le réseau routier et les moyens de communication peuvent être des défis majeurs pour le déploiement d'équipes mobiles ou le suivi des patients à domicile.

Ces obstacles, bien que nombreux, ne sont pas insurmontables. Ils appellent une approche stratégique et coordonnée, impliquant tous les acteurs de la société congolaise pour passer du constat à l'action et construire un avenir où la dignité en fin de vie est une réalité pour tous.

Chapitre 7

Le renforcement des capacités humaines : former pour transformer

Le capital humain est la ressource la plus précieuse de tout système de santé. Au Congo, le développement des soins palliatifs dépend fondamentalement de la capacité à former, sensibiliser et mobiliser un corps de professionnels de la santé et d'aidants compétents et engagés. Ce chapitre explore les stratégies essentielles pour renforcer ces capacités, de la formation universitaires aux programmes communautaires.

La première étape pour bâtir une force de travail qualifiée est d'agir à la source : les institutions de formation médicale et paramédicale.

Les modules obligatoires sur les principes, l'éthique et la pratique des soins palliatifs, doivent être intégrés aux programmes des facultés de médecine, des écoles d'infirmiers, de psychologie, de travail social et de kinésithérapie. Ces modules devraient couvrir la gestion de la douleur, la communication en fin de vie, le soutien psychosocial, et les aspects culturels des soins palliatifs.

Au-delà de la théorie, des opportunités de stages pratiques dans des structures offrant des soins palliatifs même naissantes ou des simulations cliniques sont essentielles pour que les futurs professionnels se familiarisent avec cette approche.

Il est impératif de former un noyau de professeurs et d'enseignants capables d'intégrer et de dispenser efficacement ces nouveaux modules. Cela peut se faire par des formations spécialisées ou des partenariats avec des universités étrangères ayant une expertise reconnue. Pour les professionnels déjà en exercice, des programmes ciblés sont nécessaires pour combler les lacunes et développer des expertises.

On peut organiser des formations courtes et certifiantes, en mettant en place des ateliers et séminaires, axés sur la pratique, pour les médecins généralistes, les infirmiers, les aides-soignants, et le personnel de première ligne.

Ces formations devraient couvrir les bases de la gestion de la douleur, l'utilisation sécurisée des opioïdes, la communication empathique et le dépistage des besoins psychosociaux.

Pour former des spécialistes capables de diriger des unités, d'enseigner et de mener des recherches, la création de diplômes universitaires (DU) ou de masters en soins palliatifs est indispensable. Ces formations devraient être multidisciplinaires et s'appuyer sur l'expertise clinique existante (ex : CHU de Brazzaville).

Il faut encourager et financer des immersions et des échanges entre professionnels congolais et leurs homologues des pays africains ayant une expertise avancée en soins palliatifs comme l'Ouganda, le Kenya, ou l'Afrique du Sud. L'expérience du Docteur Eliane Ndounga à *Hospice Africa Uganda* en est un exemple éloquent à systématiser. Le partage d'expériences avec des pionniers de la région, comme, le Docteur Esther Dina Bell du Cameroun, est également très précieux.

Il est important d'organiser des sessions de sensibilisation pour les décideurs politiques, les administrateurs hospitaliers et les responsables des directions de la santé et de la pharmacie. Leur compréhension et leur soutien sont cruciaux pour lever les barrières structurelles et règlementaires.

Les soins palliatifs ne se limitent pas aux professionnels de la santé. La communauté et la famille sont des acteurs irremplaçables.

Il faut initier des programmes de formation pour les bénévoles. Les associations comme ACA de madame Eliane Boukaka sont des exemples concrets du rôle essentiel des bénévoles. Il faut développer des programmes de formation pour ces volontaires sur l'écoute active, la présence, l'aide aux tâches quotidiennes et le soutien moral et psychologique.

La famille est souvent la première source de soins. Des sessions d'information et de formation pour les aidants sur la gestion des symptômes simples à domicile, l'hygiène, la nutrition, le positionnement du patient, et la reconnaissance des signes d'alerte sont vitales. Un soutien psychologique pour ces aidants, souvent épuisés, est également essentiel.

Il faut encourager la création et le renforcement des réseaux communautaires de soutien, impliquant les leaders locaux, les associations de quartier et les organisations religieuses, pour offrir un accompagnement social et spirituel aux patients et à leurs familles.

La formation des professionnels doit être accompagnée d'une vaste campagne de sensibilisation auprès du grand public. Il faut s'appuyer sur les campagnes de communication nationale. Utiliser les médias (radio, télévision, réseaux sociaux), les affiches et les évènements communautaires pour expliquer ce que sont les soins palliatifs, démystifier la douleur et l'utilisation de la morphine, et lever les tabous autour de la maladie grave et de la mort.

Le rôle des leaders communautaires est très important. Il faut impliquer les chefs coutumiers, les pasteurs, les imams et autres figures d'autorité morale dans la sensibilisation des communautés. Leur influence est capitale pour changer les perceptions et encourager l'accès aux soins.

En investissant massivement et de manière structurée dans le renforcement des capacités humaines à tous les niveaux, le Congo posera les bases solides d'un système de soins palliatifs capable de répondre aux besoins croissants de sa population avec compétence et compassion.

Chapitre 8

L'accès aux médicaments essentiels, notamment les opioïdes

Au crépuscule d'un jour ordinaire à Brazzaville, dans une petite salle d'un centre de santé communautaire, une femme de 59 ans nommée clarisse serre les draps de son lit avec une force désespérée. Ses traits sont tirés et sa respiration est saccadée. Le cancer du sein qui l'afflige depuis deux ans a métastasé aux os. Chaque mouvement est une agonie. L'infirmier de garde reste impuissant. La morphine n'est pas disponible. Il l'a déjà expliqué à la famille à voix basse, avec une gêne, mais comment dire à quelqu'un qui souffre qu'on ne peut pas soulager sa douleur, non pas par incompétence, mais plutôt par manque de moyens. Clarisse est l'un des milliers de patients congolais en fin de vie dont la douleur n'est pas soulagée, non pas parceque le savoir médical est absent, mais parce que les médicaments essentiels, en particulier les opioïdes sont soit introuvables, soit entourés de peur et de stigmatisation.

Les soins palliatifs représentent un volet essentiel de la prise en charge médicale, destinés à soulager la douleur et améliorer la qualité de vie des patients atteints de maladies graves ou en phase terminale, tel le cas de Clarisse.

En République du Congo, cet aspect des soins demeure largement sous développé, notamment en raison des difficultés d'accès aux médicaments essentiels comme la morphine, indispensables au traitement de la douleur intense. Ce chapitre propose une analyse détaillée de cette problématique, à travers une étude des réalités locales, des obstacles rencontrés, et des initiatives en cours.

Les soins palliatifs en République du Congo sont à un stade embryonnaire. La plupart des établissements de santé ne disposent pas de services spécialisés tel que nous l'avons évoqué dans un chapitre précédent.

Les professionnels manquent de formation spécifique, et la sensibilisation du public est très limitée. Les maladies chroniques connaissent une augmentation, ce qui accentue les besoins en soins palliatifs.

Parmi les médicaments essentiels, la morphine est considérée comme un médicament incontournable dans le traitement de la douleur sévère. Cependant, sa disponibilité reste très faible ; cela est dû à une réglementation restrictive, des coûts élevés, et une chaine d'approvisionnement défaillante. La liste nationale des médicaments essentiels n'inclut pas toujours les opioïdes en des quantités adéquates, limitant leur accès aux patients.

La chaine d'approvisionnement des médicaments essentiels au Congo fait face à plusieurs obstacles. Du fait d'un manque de formation des pharmaciens et gestionnaires, des procédures administratives complexes, et d'une infrastructure logistique inadéquate, les ruptures de stocks sont fréquentes. La morphine, en particulier, est souvent indisponible, compromettant ainsi, la continuité des soins.

Plusieurs facteurs limitent l'accès aux médicaments en soins palliatifs :

- la réglementation stricte sur les opioïdes, souvent par peur de l'abus ou de détournement ;
- le manque de formation et de confiance des professionnels de santé pour prescrire ces médicaments.
- le coût élevé des médicaments et l'absence de couverture sociale suffisante ;
- le tabou culturel autour de la douleur et de la fin de vie ;
- des difficultés logistiques pour le stockage et la distribution ;
- l'opiphobie, c'est-à-dire la peur exagérée des opioïdes.

Pour mieux élucider ces propos, nous rapportons quelques témoignages :

Témoignage d'un assistant dans le Service de cancérologie médicale du CHU de Brazzaville

> « Il m'est arrivé de recevoir une femme de 42 ans atteinte d'un cancer de l'utérus au stade avancé. Sa douleur était insupportable. J'avais prescrit de la morphine, mais l'hôpital n'en avait pas.
>
> Cette femme est morte deux semaines plus tard, dans une souffrance atroce. Et moi, je suis resté impuissant. C'est difficile humainement ».

Ce témoignage, comme le tout premier concernant madame Clarisse, reflète l'angoisse morale vécue par les soignants confrontés au manque de ressources. Beaucoup ressentent un sentiment de culpabilité et de frustration face à un système qui ne leur permet pas d'agir.

Témoignage d'une infirmière à l'hôpital de base de Dolisie

> « Nous avons parfois la prescription pour la morphine, mais la pharmacie hospitalière ne la distribue pas. Et même dans les pharmacies de ville, elle est très difficile à obtenir. Quand on la trouve, les familles doivent payer, parfois 10.000

> ou 15.000 francs CFA pour une petite quantité. Ce n'est pas accessible pour tout le monde ».

Madame F., infirmière d'État

> « Les soignants sont souvent contraints d'improviser avec les moyens disponibles : paracétamol, compresses, prières... Des pratiques qui ne suffisent pas à contrôler la douleur cancéreuse ou neuropathique »

Témoignage d'un patient (Pointe-Noire)

> « Mon père avait un cancer de la prostate. Il hurlait de douleur. On a été obligés d'aller dans une pharmacie privée. La morphine était trop chère, alors on lui a donné des calmants qu'on avait à la maison. Il est mort comme ça. On n'a même pas pu l'aider à dormir sans souffrir ».

Ces mots démontrent à quel point le fardeau retombe sur les familles, sans accompagnement, ni soutien matériel, ni encadrement médical structuré.

L'accès à la morphine est un droit fondamental. Le droit de ne pas souffrir inutilement est reconnu par le Pacte international relatif aux droits économiques, sociaux et culturels (art.12).

L'OMS a précisé que le soulagement de la douleur fait partie intégrante du droit à la santé. Or, l'absence de médicaments essentiels rend ce droit inopérant en République du Congo.

Témoignage d'un aumônier hospitalier

> « Je suis appelé à prier avec les familles quand la douleur devient insupportable. Ce n'est pas rare d'entendre des patients dire qu'ils veulent mourir vite, tellement ils souffrent. C'est une détresse spirituelle, mais aussi physique. Et nous n'avons rien, à part les mots ».

La douleur non soulagée a des conséquences spirituelles et psychologiques profondes. Elle génère anxiété, perte de dignité, et parfois même un désir de mourir plus rapidement.

Témoignage d'un pharmacien hospitalier

> « Il n'existe pas de protocole clair pour commander et conserver la morphine. Tout repose sur l'initiative personnelle du chef de service. Quand une rupture se produit, on n'a aucun plan B. »

Cela montre que l'éthique de responsabilité est paralysée par des failles structurelles. Même les acteurs de bonne volonté sont limités dans leur capacité à fournir des soins compatissants et justes.

Pour répondre à cet épineux problème, il faut absolument instaurer un plaidoyer pour une reconnaissance institutionnelle des soins palliatifs.

En mars 2025, le Ministère de la Santé et de la Population a émis une circulaire appelant à inclure la morphine dans la liste nationale des médicaments essentiels, avec un prix plafonné.

La création envisagée d'une commission nationale pour les soins palliatifs, incluant membres de la société civile, ONG et professionnels, vise à assurer le suivi régulier et l'évaluation des politiques publiques.

Ce chapitre démontre que :

- l'accès aux médicaments essentiels en soins palliatifs, et notamment la morphine orale, est aujourd'hui résiduel au Congo, malgré des besoins sanitaires évidents ;
- cette carence est une résultante d'une régulation lourde, d'une absence de formation, de l'opiphobie, et d'un manque de structures y dédiées ;
- des témoignages poignants des professionnels et des familles illustrent les conséquences humaines graves, où la souffrance devient inévitable faute d'accès.
- des initiatives pilotes existantes montrent la voie : formation, circuits sécurisés, unités spécialisées, soutien institutionnel ;
- Un plan national structuré combinant règlementation ajustée, financement adapté, renforcement des capacités et un plaidoyer, est réalisable grâce aux modèles de la RDC, de l'Ouganda, de la Côte d'Ivoire ou de l'Éthiopie.

Nous recommandons

1- Simplifier les procédures règlementaires, incluant la délégation de prescription aux infirmiers qualifiés.

2- Subventionner l'acquisition de la morphine et l'intégrer dans le panier de soins nationaux.

3- Former tous les acteurs du système de santé via des modules, pédagogiques certifiés.

4- Renforcer la logistique avec une pharmacie centrale des opioïdes rattachée au ministère.

5- Intensifier le plaidoyer auprès des communautés, médias et décideurs, en se fondant sur les témoignages pour mobiliser les consciences.

Chapitre 9

Les politiques publiques en santé et en action sociale

Le droit à la santé est reconnu par l'article 36 de la Constitution du 25 octobre 2015 de la République du Congo. Pourtant, l'accès aux soins reste inégal, partiel et souvent inaccessible pour les personnes vulnérables : malades chroniques, personnes âgées en situation de handicap ou malades en fin de vie. Dans ce contexte, les soins palliatifs restent largement absents des politiques publiques. Leur intégration passe par une volonté politique claire, des cadres législatifs précis et une vision sociale à long terme.

La structure générale su système de santé congolais est centralisée. Elle est sous la tutelle du ministère de la Santé et de la Population. Cette structure comprend trois niveaux : central, intermédiaire c'est-à-dire régional et périphérique, celui qui englobe les centres de santé intégrés et les hôpitaux de base. Par ailleurs, il existe de très fortes disparités entre les zones urbaines et les zones rurales, avec une concentration des ressources à Brazzaville et à Pointe-Noire.

Le système de santé congolais souffre d'un manque chronique d'infrastructures médicales, de médicaments essentiels et de personnels qualifiés. Ce système demeure encore dépendant de l'aide internationale, car il n'est financé qu'à moins de trois pour cent du PIB. Cela a pour conséquence : peu ou pas de dispositifs pour la prise en charge de la douleur et des soins de longue durée ou de fin de vie.

Ce système est régi par des lois :

- Plan national de développement sanitaire (PNDS) : il vise à améliorer l'accès aux soins essentiels, mais n'inclut pas explicitement les soins palliatifs.

- Stratégie nationale pour la santé : elle mentionne la nécessité de prise en charge des maladies chroniques.

- Code de santé publique : il demeure encore lacunaire sur la notion de fin de vie et des droits des patients mourants.

Cependant, on peut noter l'absence d'un cadre légal pour les soins palliatifs. En effet, il n'existe aucun texte de loi qui définit ou encadre spécifiquement les soins palliatifs. Il n'y a pas un programme national de lutte contre la douleur chronique ou la souffrance liée à la fin de vie. Enfin, les professionnels n'ont ni directives officielles ni cadre de référence.

Des initiatives sectorielles et des partenariats existent. Quelques structures caritatives apportent un soutien aux personnes gravement malades, par exemple : Caritas, croix rouge et la mission catholique. Les églises évangéliques et catholiques accompagnent parfois spirituellement des malades à domicile, mais sans un encadrement médical formel.

Bien qu'existants, les partenariats internationaux demeurent embryonnaires. La coopération avec l'OMS ou l'UNICEF concerne davantage la vaccination, la santé maternelle, ou les maladies infectieuses. Il n'existe aucune politique spécifique de partenariat sur les soins palliatifs à l'heure actuelle.

Il nous revient donc de relever ces défis pour une effective intégration des soins palliatifs.

Le premier défi à relever est d'ordre politique. En effet, on note une faible volonté politique, car les décideurs ne perçoivent pas les soins palliatifs comme une priorité nationale. De plus, la mortalité est souvent considérée au Congo comme une fatalité, et non comme un moment à encadrer dignement.

Le deuxième défi que nous devrions relever est d'ordre institutionnel. Les soins palliatifs ne bénéficient d'aucun budget spécifique, ni de ligne qui leur est dédiée dans les plans sanitaires. Enfin, comme nous ne cessons de le répéter, il y a une absence de personnel formé dans les hôpitaux : très peu de médecins ou infirmiers savent prendre en charge la douleur chronique.

Le dernier défi à relever est celui de la perception sociale des soins palliatifs. Le mot « palliatif » est parfois mal compris, assimilé, à l'abandon ou au désespoir. La société préfère parfois éviter le sujet de la mort, surtout en milieu urbain modernisé.

Que peut-on proposer concrètement à nos gouvernants pour que nous tendions vers une politique nationale des soins palliatifs :

1- Elaborer une loi-cadre sur les soins palliatifs, inspirée des modèles d'Afrique du Nord ou de l'Ouest.

2- Inclure la prise en charge de la douleur dans les priorités nationales de santé.

3- Créer un programme national de formation initiale et continue, des soignants.

4- Financer des unités pilotes dans les CHU de Brazzaville et de Pointe-Noire.

5- Travailler avec les communautés religieuses et traditionnelles pour un accompagnement adapté.

Par ailleurs, les soins palliatifs doivent être intégrés dans les politiques sociales :

1- Relier la question à celle du vieillissement, des handicaps, et de la précarité sociale.

2- Créer des aides financières pour les familles prenant en charge un proche mourant.

3- Développer un statut officiel de l'aidant familial.

Le Congo peut s'inspirer des pays africains francophones qui ont su créer des politiques efficaces et culturellement sensibles. Les soins palliatifs sont une exigence éthique et sociale.

Intégrés intelligemment, les soins palliatifs deviendront un levier de modernisation humaniste du système de santé.

La République du Congo ne pourra bâtir un système de santé réellement humain sans reconnaitre et encadrer la réalité de la fin de vie. Il ne s'agit pas simplement de guérir, mais d'accompagner, de soulager, et de respecter la dignité humaine jusqu'au dernier souffle. Une politique publique volontariste, inclusive et adaptée à notre contexte culturel est non seulement possible, mais nécessaire.

Chapitre 10

Leçons d'ailleurs : exemples inspirants

Dans la vie, il n'y a aucune honte à avoir lorsqu'on apprend des autres pour construire chez soi.

La problématique de la fin de vie ne connait pas de frontières. Si chaque pays a sa culture, son histoire médicale et ses croyances propres, les défis restent similaires : douleur, isolement, perte d'autonomie, besoin de sens.

Dans de nombreux pays, des solutions innovantes ont émergé, combinant soins médicaux, accompagnement humain et ancrage communautaire. Ce chapitre propose de mettre en lumière des modèles inspirants principalement d'Afrique francophone et des pays du nord, afin d'en tirer des enseignements utiles pour le Congo.

Le Maroc : pionnier en Afrique francophone

Le Maroc a été l'un des premiers d'Afrique francophone à se doter d'un programme national des soins palliatifs, intégré à sa stratégie contre le cancer. Depuis 2009, des unités de soins palliatifs existent dans plusieurs hôpitaux. Un cadre législatif clair encadre la gestion de la douleur.

Des cursus universitaires ont été mis en place, notamment à l'université Mohammed V, à Rabat. Une coopération active avec la France et la Belgique a permis de former de centaines de médecins et infirmiers.

De ce modèle, le Congo peut tirer quelques leçons, notamment en impulsant une politique forte et en structurant un modèle national cohérent. Il est important de montrer un lien clair entre la politique de santé et l'accompagnement en fin de vie.

La France

La France a créé un modèle intégré et évolutif. Ce modèle a été conçu selon une approche en trois niveaux :

- Soins palliatifs hospitaliers dans des unités qui leur sont dédiées ;

- Equipes mobiles de soins palliatifs (EMSP), intervenant à domicile, comme le fait l'ACA à Brazzaville ;
- Réseaux de coordination médico-sociale.

Les lois Léonetti (2005), puis Claeys-Léoneti garantissent le droit à ne pas souffrir inutilement et à être accompagné jusqu'au bout. Le patient a le droit d'avoir une sédation profonde en cas de souffrance réfractaire.

Pour le Congo, il est important de mettre en place un cadre juridique protecteur pour éviter les abus ou les négligences. Un modèle décentralisé où les soins palliatifs sont présents en ville, à l'hôpital et à domicile, s'est montré particulièrement efficace.

Le Rwanda

Dans un contexte post-génocide, le Rwanda a entrepris de reconstruire son système de santé publique.

Après 1994, le Rwanda a totalement repensé son système de santé.

En 2011, un programme national de soins palliatifs a été lancé, avec le soutien des partenaires internationaux.

Le Rwanda a travaillé avec l'OMS pour produire la morphine localement, rendant ainsi son coût accessible aux hôpitaux et aux patients. Des soignants communautaires sont autorisés à délivrer certains traitements à domicile.

Même dans un pays à revenu modeste, une volonté politique forte permet des avancées remarquables. L'accès à la morphine est un enjeu central du développement des soins palliatifs.

Le Québec

Ce pays a intégré les soins palliatifs dans une approche globale de « soins de fin de vie », incluant l'accompagnement, le soulagement de la douleur, et le respect de la volonté du patient. Les universités québécoises ont des programmes dédiés à cet effet, y compris en soins spirituels. La recherche en soins palliatifs est soutenue par des fonds publics. Des maisons de soins palliatifs, nombreuses, sont souvent gérées par des fondations locales, impliquant citoyens, familles, et bénévoles.

Le Cogo peut aussi s'inspirer de l'exemple québécois pour inciter la communauté et les organisations citoyennes à déployer les soins palliatifs de qualité chez nous, sans oublier l'importance de l'éducation et de la sensibilisation publique.

La Belgique

Dès 2002, la Belgique a adopté une loi reconnaissant le droit aux soins palliatifs pour toute personne atteinte d'une maladie incurable. Des soins sont disponibles dans les hôpitaux, à domicile, et via des maisons de soin.

En Belgique, l'euthanasie est autorisée sous conditions strictes, mais les soins palliatifs restent la priorité.

Au Congo, un cadre légal permettra de garantir l'équité et la transparence. Comme pour ce qui se fait en France, les maisons de soins sont des modèles à explorer pour les zones urbaines.

Les exemples du Maroc, du Rwanda, du Québec ou de la France montrent qu'il est possible de développer des soins palliatifs adaptés et accessibles, même avec des moyens limités. Le Congo peut tirer profit de ces expériences tout en respectant ses réalités culturelles, religieuses et sociales. Il ne s'agit pas de reproduire un modèle étranger, mais d'en extraire les principes pour bâtir une politique humaine, ancrée et durable.

Chapitre 11

Appel à une mobilisation nationale

Le besoin de soins palliatifs au Congo est une évidence humaine, sociale, et sanitaire. Pourtant, les réponses institutionnelles et collectives restent très insuffisantes. Face à cela, une mobilisation nationale est indispensable. Elle doit réunir les pouvoirs publics, les professionnels de la santé, les leaders religieux et coutumiers, les médias, les ONG, les citoyens eux-mêmes. Ce chapitre trace les contours d'un chantier national, fondé sur la solidarité, la dignité humaine et le devoir de ne pas abandonner les plus fragiles. Nous devrions collectivement prendre conscience et faire de la vie un enjeu national. Il est important de briser le silence autour de la mort. Le tabou de la mort empêche une réflexion sociale saine.

Beaucoup de Congolais meurent dans l'isolement, sans soins, ni accompagnement.

Les soins palliatifs ne sont pas une médecine du désespoir, mais une médecine de la vie jusqu'au bout. Il faut expliquer que soulager la douleur, apaiser l'angoisse et entourer une personne malade sont des actes essentiels de justice et de fraternité. L'Etat congolais doit être un acteur indispensable de la mobilisation. Il doit créer les conditions pour qu'une loi-cadre sur les soins palliatifs, avec un budget y dédié, soit adoptée. Les soins palliatifs doivent être intégrés dans les plans de santé et de protection sociale. Les professionnels de santé doivent être formés à tous les niveaux (universités, instituts, de santé, formations continues).

Les professionnels de santé, médecins, infirmiers, psychologues et pharmaciens doivent créer des réseaux de soins palliatifs locaux. Il est indispensable d'intégrer la culture locale dans la pratique médicale : écouter, respecter et accompagner. Les échanges avec des pays partenaires, tels que le Maroc, la France, la Belgique sont à encourager.

Les églises et les communautés religieuses constituent un atout majeur. En effet, les leaders religieux ont un poids considérable dans la société congolaise. Ils peuvent jouer un rôle crucial pour encourager la dignité jusqu'à la fin, lutter contre les idées fausses telles que la sorcellerie et offrir un accompagnement spirituel structuré et compatible avec la médecine.

Les médias et influenceurs doivent être mis à contribution, car ils permettent de mobiliser les radios communautaires qui sont très écoutées en zone rurale. Les réseaux sociaux sont un vecteur puissant pour partager des témoignages, créer du lien, et changer les mentalités. Avec l'appui des médias et influenceurs, on peut organiser des campagnes nationales d'information telles qu'une semaine pour la dignité en fin de vie, ou une journée de la douleur.

Dans le cadre de la mobilisation, la société civile et les ONG occupent une place de choix. Elles seront mises à contribution pour créer ou soutenir des associations d'accompagnement à domicile, et développer des centres communautaires de soins de répit. De plus, elles doivent organiser des levées de fonds pour des projets locaux tels que l'achat de la morphine ou financer la formation d'infirmiers.

Les citoyens ne doivent pas être exclus de la mobilisation. Nous devrions construire un mouvement populaire en redonnant un rôle actif aux familles. Il faut former les proches aidants, les entourer et les valoriser. La création des statuts officiels, exemple :

> « Aidant familial reconnu, avec un appui financier nous parait nécessaire ».

Les jeunes doivent intégrer les soins palliatifs dans les activités scolaires, civiques ou religieuses. On devrait les inciter à développer des réseaux de bénévoles, formés à l'écoute et à l'accompagnement.

La culture de la compassion est à développer : valoriser les actes de solidarité, de présence, d'écoute, sans oublier de partager des histoires positives du genre :

« Il est mort entouré, sans souffrir », « on lui a parlé jusqu'au bout ».

La mobilisation, nationale passe aussi par la création des espaces de coordination nationale et locale. En effet, une agence nationale des soins palliatifs devrait être créée. Ce serait une structure légère mais efficace pour élaborer des directives, coordonner les actions régionales et suivre les indicateurs de progrès.

A l'échelle du quartier ou du village, des comités mixtes (chefs traditionnels, infirmiers, pasteurs, ONG) peuvent identifier les personnes en situation de vulnérabilité et coordonner l'aide.

Le nerf de la guerre est comment financer les soins palliatifs au Congo ! Il est impératif d'unir les forces publiques, privées et internationales. Les soins palliatifs doivent être inclus dans le budget de la santé. Il est nécessaire de créer un fond national de solidarité pour la fin de vie. Nous devrions réussir à établir des partenariats avec des entreprises. Celles-ci seraient encouragées à soutenir des programmes de santé communautaire. Leur contribution peut se faire sous forme de mécénat, ou d'un soutien en nature. Les aides internationales sont très souhaitées. La collaboration avec l'OMS, l'Union Africaine est indispensable ; avec elles, nous pourrions monter des projets concrets à impact mesurable tels que l'équipement, la formation et la fourniture des médicaments.

Accompagner la fin de vie avec dignité est un test moral pour toute nation. Ce n'est pas un supplément de confort, mais un fondement de civilisation. Le Congo dispose d'un capital, humain, culturel et spirituel, immense pour faire émerger une approche des soins palliatifs ancrée dans ses valeurs. Encore faut-il que chacun se lève : l'Etat, les soignants, les familles, les jeunes, les anciens. Il ne s'agit pas d'attendre l'idéal, mais de commencer avec conviction, solidarité et foi en la vie, jusqu'au bout.

Chapitre 12

Quand la médecine ne peut plus guérir, elle peut encore soulager

Dans notre société, on parle peu de la fin de vie. On la craint, on l'évite, on la cache. Pourtant, elle fait partie de la vie. Elle est inévitable, universelle et profondément humaine. Et lorsqu'elle arrive, chacun mérite d'être accompagné avec respect, compassion et dignité.

Ce chapitre s'adresse à toutes les personnes, citoyens, familles, soignants, religieux, décideurs, qui, un jour ou l'autre, seront concernés par la maladie incurable ou la mort d'un proche. Autrement dit : nous tous.

« La mort d'un seul homme nous diminue tous ».

Aujourd'hui, c'est peut être votre voisin qui est atteint d'un cancer. Demain, ce sera peut-être un parent, ou vous-même. Les soins palliatifs sont une responsabilité collective. Ils sont aussi une question de culture, de valeurs et de solidarité. Dans nos traditions africaines, la personne âgée ou malade est entourée et respectée. La fin de vie n'est pas cachée : elle est souvent accompagnée par la famille, la communauté, les anciens.

Beaucoup pensent que les soins palliatifs sont pour « ceux qui vont mourir ». En réalité, ils sont pour ceux qui vivent avec une maladie grave, qu'on ne peut pas toujours guérir, mais qu'on peut accompagner. Les soins palliatifs ne veulent pas « abréger la vie », mais rendre la vie plus humaine jusqu'au bout.

Ils ne concernent pas seulement les hôpitaux ou les spécialistes : ils concernent les familles, les voisins, les églises, les amis, parce qu'un malade qui souffre, c'est une famille qui souffre aussi.

Les soins palliatifs, c'est :

- soulager la douleur et les autres souffrances comme l'essoufflement, la fatigue, l'anxiété ;
- écouter le malade, respecter ses choix, sa foi et sa dignité ;
- accompagner la famille, ne pas la laisser seule ;
- apporter la paix et du sens, même quand le corps s'affaiblit.

Les soins palliatifs, ce n'est pas :

- abandonner » un patient ;
- Accélérer la mort ;

- Réservé aux mourants.

Ils peuvent commencer dès le diagnostic d'une maladie grave, et durer des mois ou des années.Combien de personnes, dans nos maisons, nos quartiers ou nos villages, sont couchées depuis des mois dans la douleur, sans soins adaptés, sans médicaments, sans aide psychologique ou spirituelle ?

Combien de familles improvisent avec les moyens de bord, sans formation, sans soutien, et avec une immense solitude ?

Beaucoup pensent qu'il n'y a « plus rien à faire ». Mais c'est faux : il y a toujours quelque chose à faire pour soulager, accompagner, écouter, aimer.

La douleur non soulagée est une forme de violence silencieuse. Ne rien faire, c'est laisser nos malades mourir dans l'indignité. Les soins palliatifs doivent faire partie de notre système de santé, de nos églises, de nos programmes sociaux, de nos discussions en famille.

Un pays qui respecte ses anciens et ses malades est un pays humain. Un hôpital qui soigne même quand on ne peut plus guérir est un hôpital juste. Une société qui entoure ses malades jusqu'au bout est une société forte.

Vous êtes un soignant ! Intéressez-vous aux soins palliatifs. Une parole douce, une écoute sincère, c'est déjà un soin.

Vous êtes pasteur, prêtre ou imam ! Accompagnez vos fidèles dans la souffrance. Parlez de la fin de vie, pas seulement de la guérison.

Vous êtes un citoyen ! Ecoutez, soutenez, parlez. Refusons que nos proches partent dans la souffrance et l'oubli.

Chaque Congolais peut faire quelque chose. Les médecins peuvent apprendre à mieux soulager. Les familles peuvent accompagner sans fuir. Les églises peuvent prêcher la consolation autant que la guérison. Les médias peuvent sensibiliser. Les responsables politiques peuvent légiférer, financer et agir. Ce combat n'est pas médical, il est humain, moral et citoyen.

Accompagner les personnes en fin de vie, ce n'est pas seulement une affaire de médecine. C'est une histoire de cœur, une valeur de société, un devoir de civilisation.

Construire les soins palliatifs solides au Congo, c'est refuser la fatalité, c'est reconnaitre que la vie a de la valeur jusqu'au dernier souffle, c'est dire aux plus fragiles : vous pouvez compter encore pour nous. Nous avons tout à y gagner : moins de souffrance, plus de paix, plus de fraternité.

Les soins palliatifs sont un droit. Ils ne coûtent pas cher. Ils rapportent de la paix. Ils ne prolongent pas la vie artificiellement. Ils rendent la vie digne jusqu'au dernier souffle.

Ne fermons pas les yeux. Ouvrons nos cœurs et nos institutions, pour que plus jamais, au Congo, la fin de vie ne rime avec abandon

Conclusion

Mourir fait partie intégrante de la vie. C'est un passage universel, inévitable, mais profondément singulier pour chaque individu.Pourtant, en République du Congo, comme dans bien d'autres pays à ressources limitées, cette étape se vit encore trop souvent dans l'abandon, la souffrance, la solitude et la peur. Ce livre a voulu porter la voix de ceux qui n'en ont plus : ces patients en fin de vie, que la médecine curative ne peut plus guérir, mais qui attendent encore qu'on les soulage, qu'on les écoute, qu'on les respecte.

A travers les pages qui précèdent, nous avons vu que la dignité ne disparait pas avec la maladie, la dépendance ou la souffrance. Elle reste inscrite au cœur de chaque être humain, jusqu'au dernier souffle. Reconnaitre cette dignité, c'est offrir aux mourants non pas seulement des soins techniques, mais aussi une présence, une écoute, une tendresse, un respect.

Dans notre société, la fin de vie est entourée de silence, parfois de tabous, souvent d'incompréhensions. Les souffrances physiques et psychologiques sont reléguées au second plan, faute de moyens, de formation ou de volonté politique. Pourtant, la dignité humaine ne s'arrête pas au seuil de la mort.

Elle s'incarne dans chaque geste de soins, dans chaque parole d'accompagnement, dans chaque présence attentive et dans chaque regard empreint de compassion. Elle trouve son expression la plus poignante lorsqu'un patient, affaibli par la maladie, retrouve dans l'écoute attentive et le soutien chaleureux, un véritable réconfort, non pas un simple soulagement du corps, mais une restauration de l'humanité toute entière.

Ainsi, en écoutant les enseignements de la mort intime et en les confrontant à notre réalité congolaise, nous découvrons que mourir dans la dignité n'est pas seulement un idéal lointain, mais une exigence urgente pour notre société. C'est à cette conviction que la conclusion de ce livre veut donner toute sa force : un plaidoyer clair et déterminé pour que le Congo fasse du développement des soins palliatifs un choix de santé publique et, plus encore, un choix de civilisation.

En convoquant les témoignages des patients et des familles, en croisant les réflexions, venues d'ailleurs, notamment celle de Marie de Hennezel dans « La mort intime » et en puisant dans la richesse de nos traditions africaines, ce livre a cherché à montrer que le Congo a déjà en lui les ressources pour développer une véritable culture de soins palliatifs. Il ne s'agit pas d'importer un modèle étranger, mais d'enraciner une démarche dans notre propre terre, en alliant la médecine moderne à la sagesse ancestrale.

Le défi est grand. Nos hôpitaux sont saturés, nos soignants manquent de moyens, nos familles ploient sous le poids des charges. Mais le plus grand obstacle n'est pas matériel : il est dans nos mentalités. Tant que nous verrons la mort comme un échec à cacher, tant que nous aurons peur d'en parler, tant que nous laisserons les mourants seuls, nous resterons immatures face à notre propre humanité.

Développer les soins palliatifs au Congo, c'est d'abord un choix politique : inscrire dans nos politiques de santé le droit de mourir sans souffrance et dans la dignité. C'est aussi un choix éthique : affirmer que la valeur d'une vie ne se mesure pas à son utilité économique ou à sa productivité, mais à la profondeur du lien qui l'entoure. C'est, enfin, un choix de civilisation : décider que notre société veut grandir en humanité, et non se résigner à l'indifférence.

Au-delà des personnes concernées directement, l'enjeu des soins palliatifs s'inscrit profondément dans le tissu sociétal. Développer ces pratiques au Congo, c'est affirmer une vision humaniste de la santé, où la dignité ne s'arrête pas à la guérison, mais persiste jusqu'au seuil de la fin de vie. Cela requiert des politiques publiques engagées, des ressources allouées, des formations adaptées pour le personnel soignant, et une sensibilisation des communautés locales autour du respect de la personne en fin de parcours.

C'est également la reconnaissance du rôle central de la famille et des proches, invités à devenir acteurs d'un accompagnement bienveillant, soutenus par un réseau professionnel solide. Favoriser cette synergie, c'est prévenir l'isolement, l'angoisse, et la souffrance psychologique souvent méconnue dans notre environnement.

Le plaidoyer que nous portons ici est à la fois concret et ambitieux : Il appelle la mise en place de structures de soins palliatifs accessibles, la création de filières de formation initiale et continue, l'élaboration de protocoles adaptés au contexte congolais, ainsi que des actions de sensibilisation culturelle et communautaire. Ce n'est qu'en donnant corps à ces leviers que nous pourrons bâtir un système de soins où chaque individu, à chaque instant de son existence, conserve sa valeur inaliénable.

Développer les soins palliatifs au Congo, ce n'est pas seulement soigner : c'est reconnaitre autrui comme une personne entière, même lorsque l'espoir de la guérison s'estompe. C'est offrir une fin de vie digne, respectueuse et humaine, parce que la véritable mesure de notre progrès réside peut-être dans la manière dont nous accompagnons ceux qui s'apprêtent à quitter le chemin de la vie, avec dignité, compassion et présence.

Je lance ici un appel aux autorités sanitaires, pour qu'elles intègrent les soins palliatifs dans les priorités nationales ; aux universités, pour qu'elles forment des médecins, des infirmiers, des psychologues, des aumôniers spécialisés ; aux familles, pour qu'elles redécouvrent leur rôle d'accompagnement ; aux communautés religieuses et culturelles, pour qu'elles mettent leur sagesse au service de l'apaisement des mourants.

Nous n'avons pas le droit de laisser les plus vulnérables partir dans la douleur et l'abandon. Nous n'avons pas le droit de fermer les yeux sur ce qui nous attend tous. Accompagner les mourants, c'est aussi apprendre à vivre nous-mêmes, à aimer plus fort, à réconcilier plus vite, à transmettre plus généreusement.

Mourir dans la dignité doit devenir, pour le Congo, non pas un privilège réservé à quelques-uns, mais un droit pour tous. C'est dans cet engagement que se joue la grandeur de notre nation, car une société se mesure à la manière dont elle traite ses personnes en fin de vie. Il est temps pour nous de choisir l'humanité.

Développer les soins palliatifs, c'est rééquilibrer un système de santé trop centré sur la performance curative, en intégrant une dimension de compassion, de présence, et de respect du rythme de chaque individu.

Ce plaidoyer appelle à une prise de conscience collective : celle d'un devoir éthique, culturel et politique de garantir à chaque citoyen congolais le droit à une fin de vie digne. Il est temps de faire des soins palliatifs une priorité en santé publique.

Table des matières

Structures éditoriales du groupe L'Harmattan

L'Harmattan Italie
Via degli Artisti, 15
10124 Torino
harmattan.italia@gmail.com

L'Harmattan Hongrie
Kossuth l. u. 14-16.
1053 Budapest
harmattan@harmattan.hu

L'Harmattan Sénégal
10 VDN SICAP AMITIE 3
BP 45034 Dakar-Fann
direction@senharmattan.com

L'Harmattan Cameroun
Tsinga/Derrière polyclinique FECAFOOT
BP 11486 Yaoundé
Jacques.koukam@harmattan.fr

L'Harmattan Burkina Faso
Villa 281, secteur 23 623, rue 14.32
Ouagadougou
zagbie@outlook.fr

L'Harmattan Guinée
Almamya, rue KA 028 OKB Agency
BP 3470 Conakry
harmattanguinee@yahoo.fr

L'Harmattan RDC
185, avenue Nyangwe
Commune de Lingwala – Kinshasa
matangilamusadila@yahoo.fr

L'Harmattan Congo
219, avenue Nelson Mandela
BP 2874 Brazzaville
deunovmikhael@gmail.com

L'Harmattan Mali
Immeuble Mgr Jean Marie Cissé
Aci Hamadallaye
BP 145 Bamako
syllaka@yahoo.fr

L'Harmattan Togo
Djidjole – Maison Amela
face EPP BATOME
02 BP 20680 Lomé
didieramela11@gmail.com

L'Harmattan Côte d'Ivoire
Résidence Karl – Cité des Arts
Abidjan-Cocody
03 BP 1588 Abidjan
harmattan.ivoire@gmail.com

L'Harmattan Bénin
Rue 604, (Immeuble à l'entrée
de la rue UCAO- Cite de Saint-Jean)
Cotonou
stepcorpus@gmail.com

Nos librairies en France

Librairie internationale
16, rue des Écoles
75005 Paris
librairie.internationale@harmattan.fr
01 40 46 79 11
www.librairieharmattan.com

Librairie des savoirs
21, rue des Écoles
75005 Paris
librairie.sh@harmattan.fr
01 46 34 13 71
www.librairieharmattansh.com

www.ingramcontent.com/pod-product-compliance
Lightning Source LLC
LaVergne TN
LVHW051408061026
849535LV00009B/3433
* 9 7 8 2 3 3 6 5 9 6 9 1 4 *